53 Rezepte gegen Müdigkeit und wenig Energie:

Nutze natürliche Ernährung, um deinem Tag den Schub zu geben, den er dringend braucht

Von

Joe Correa CSN

COPYRIGHT

DANKSAGUNG

Dieses Buch ist meinen Freunden und meiner Familie gewidmet, die leichte oder schwere Erkrankungen hatten, um ihnen eine Lösung zu geben und damit Sie die notwendigen Veränderungen in Ihrem Leben vornehmen können.

53 Rezepte gegen Müdigkeit und wenig Energie:

Nutze natürliche Ernährung, um deinem Tag den Schub zu geben, den er dringend braucht

Von

Joe Correa CSN

INHALT

ÜBER DEN AUTOR

Nach Jahren der Nachforschung glaube ich wirklich an die positiven Auswirkungen, die eine richtige Ernährungsweise auf den Körper und Geist haben kann. Mein Wissen und meine Erfahrung hat mir geholfen gesünder zu leben über die Jahre und das habe ich auch an meine Familie und meine Freunde weitergegeben. Je mehr du über gesundes essen und trinken weißt, desto eher wirst du deine Lebens- und Essensgewohnheiten ändern wollen.

Die Ernährung ist ein Kernstück in dem Prozess des gesunden und längeren Lebens, so fang heute damit an. Der erste Schritt ist der wichtigste und der bedeutendste.

EINLEITUNG

53 Rezepte gegen Müdigkeit und wenig Energie: Nutze natürliche Ernährung, um deinem Tag den Schub zu geben, den er dringend braucht

Von Joe Correa CSN

Nahrung ist Leben, unsere Hauptquelle der Energie und unsere treibende Kraft. Sie müssen kein Experte sein, um zu verstehen, dass wir essen müssen, um zu überleben. Nährstoffe, die wir durch Nahrung zu uns nehmen versorgen unseren Körper mit Energie und geben uns die Kraft, alltägliche Aufgaben zu erfüllen.

Allerdings sind ungesunde Essgewohnheiten, schlechte Ernährung und der Mangel an Nährstoffen ein Grund für fehlende Energie und kann Müdigkeit verursachen. Diese Einschränkungen beeinflussen nicht nur unser körperliches Wohlbefinden, sondern beziehen sich auch auf viele andere Bedingungen, die zu einem vollständigen Immunsystem führen. Das hat zur Folge, das Müdigkeit ein Türöffner für vielen akuten und chronischen Krankheiten, medizinischen Bedingungen und Infektionen sein kann. Ohne Zweifel kann ich sagen, dass die Art, wie wir essen, unser ganzes Leben beeinflusst.

Basierend auf meiner persönlichen Erfahrung und umfangreichen Studien und Forschungen, ich eine Sammlung von Rezepten geschaffen, die ein perfekter Eiweiß Lieferant für die ganze physische Energie sein wird, aber auch voller Vitaminen und Mineralien für eine ausgewogene Ernährung und einen vollen Tag, die Ihnen helfen werden, voller Energie auch bei einem voller Terminplan zu bleiben.

Die Rezepte, die Sie in diesem Buch finden, basieren auf frischen Früchten und Gemüse, magerem Fleisch, Hülsenfrüchten, Nüssen und Samen. Zur gleich wollte ich die Rezepte einfach halten, ohne eine komplizierte Herstellung halten.

Denken Sie daran, dass Ihre allgemeine Gesundheit ist eine direkte Reflexion der Lebensmittel, die Sie essen. Es definiert uns in allen möglichen Weisen und die Energie, die wir von ihnen bekommen, führt uns zu besserer Gesundheit, Glück und Erfolg. Eine Kombination aus einer richtigen Ernährung, regelmäßige körperliche Aktivität, die Vermeidung von Alkohol und Zigaretten ist die einzig wahre Möglichkeit, um die unerwünschten Nebenwirkungen von schlechten Ernährungsgewohnheiten wie Müdigkeit und wenig Energie zu vermeiden.

Bereiten Sie diese Rezepte jeden Tag vor und genießen Sie jeden Bissen.

53 REZEPTE GEGEN MÜDIGKEIT UND WENIG ENERGIE: NUTZE NATÜRLICHE ERNÄHRUNG, UM DEINEM TAG DEN SCHUB ZU GEBEN, DEN ER DRINGEND BRAUCHT

1.   Medjool Haferbrei

Zutaten:

1 cup Haferflocken

½ cup Medjool Datteln

1 tbsp Walnuss, grob gehackt

1 tbsp Cashews, grob gehackt

1 cup Magermilch

1 tbsp Honig

Vorbereitung:

Die Haferflocken mit der Milch in einen tiefen Topf geben über mittlerer Hitze. Zum Kochen bringen und dann die Hitze reduzieren. Für 2 weitere Minuten kochen lasss und dann von der Hitze nehmen. Beiseite stellen und es komplett abkühlen lassen.

Die Datteln und den Honig unterrühren und mit Walnüssen und Cashews bedecken. Sofort servieren.

Nährwert Information pro Portion: Kcal: 406, Eiweiß: 12.1g, Kohlenhydrate: 77.5g, Fett: 7.1g

2.   Bohnen Kalb Eintopf

Zutaten:

1 lb mageres Kalbsfleisch, in mundgerechte Stücke geschnitten

1 lb Kidney Bohnen

1 cup Tomaten, fein gehackt

1 große Kartoffel, geschält und gewürfelt

1 große gelbe Paprika, gehackt

1 kleine Zwiebel, fein gehackt

2 Knoblauchzehen, zerdrückt

3 tbsp Olivenöl

1 tsp getrockneter Thymian, gemahlen

4 cups Hühnerbrühe

½ tsp pinkes Himalayan Salz

½ tsp schwarzer Pfeffer, gemahlen

Vorbereitung:

Das Fleisch unter kaltem Wasser abwaschen und mit Küchenpapier trockentupfen. In mundgerechte Stücke schneiden und beiseite stellen.

Das Öl in einem großen Topf über mittlerer Hitze vorheizen. Den Knoblauch und Zwiebeln hinzufügen und für 3 Minuten kochen lassen oder bis sie leicht glasig sind. Das Fleisch hinzufügen und für 10 Minuten kochen oder bis es gold braun ist. Die Hitze reduzieren und ein Cup Brühe hinzufügen. Gelegentlich umrühren.

Das Gemüse waschen und vorbereiten. Die Kartoffeln, Tomaten und Paprika hinzufügen. Für 10 Minuten kochen lassen und mit Thymian, Salz und Pfeffer abschmecken. Die übrige Brühe hinzufügen und gut verrühren. Für 30 Minuten kochen lassen oder bis es gar ist.

Von der Hitze nehmen und Warm servieren.

Nährwert Information pro Portion: Kcal: 322, Eiweiß: 24.4g, Kohlenhydrate: 37.2g, Fett: 8.8g

3.   Spargel mit Soße Hollundaise

Zutaten:

2 lbs wilder Spargel, gestuzt und gehackt

2 große Zwiebeln, geschnitten

2 große Eigelb, geschlagen

2 tbsp Butter, geschmolzen

4 Knoblauchzehen, zerdrückt

3 tbsp Olivenöl

2 tbsp Zitronensaft, frisch gepresst

½ tsp Salz

¼ tsp schwarzer Pfeffer

Vorbereitung:

Den Spargel waschen unter kaltem laufenden Wasser und die holzigen Enden abschneiden. In mundgerechte Stücke schneiden und beiseite stellen.

In einer mittelgroßen Schüssel die geschmolzen Butter, Eigelbe, Zitronensaft, Salz und Pfeffer. Gut verrühren und beiseite stellen.

Das Öl in einer großen Soßenpfanne über mittlerer Hitze vorheizen. Die Zwiebeln und den Knoblauch hinzufügen und für 3-4 Minuten kochen oder bis sie glasig sind. Den Spargel hinzufügen und gut verrühren, damit sich alles vermischt. Ungefähr 4 Esslöffel Wasser hinzufügen und für 6-8 Minuten kochen lassen oder bis der Spargel schön weich ist. Von der Hitze nhmen und auf Servierteller geben. Die Pfanne reservieren.

Die Soßenmixture in die Pfanne geben und für 2 Minuten auf niedriger Hitze unter konstanten Rühren kochen lassen.

Den Spargel mit der Soße beträufeln und Guten Appetit!

Nährwert Information pro Portion: Kcal: 143, Eiweiß: 4.3g, Kohlenhydrate: 9.9g, Fett: 10.8g

4.   Nuss Bananen Smoothie

Zutaten:

1 tbsp Mandeln

1 tbsp Walnuss

1 tbsp Cashews

1 großes Eigelb

1 große Banane, gehackt

1 cup Mandeljoghurt

1 tsp Vanilleextract

1 tbsp Honig

Vorbereitung:

Alle Zutaten in einen Mixer geben und mixen bis sich schön weich sind. In ein Servierglas geben und vor dem Servieren in den Kühlschrank stellen für 20 Minuten.

Guten Appetit!

Nährwert Information pro Portion: Kcal: 214, Eiweiß: 11.2g, Kohlenhydrate: 33.8g, Fett: 9.7g

5.   Avocado Ananas Salat

Zutaten:

1 cup Avocado Stücke

1 cup Ananas Stücke

1 cup Wassermelone

1 cup saure Sahne

1 cup Spinat, fein gehackt

1 tbsp Honig

1 tsp Vanilleextract

1 tbsp Leinensamen

Vorbereitung:

In einer mittelgroßen Schale die saure Sahne, Honig, Vanilleextract und Leinensamen kombinieren. Gut verrühren, damit es sich vermischt und dann beiseite stellen.

Das Gemüse waschen und vorbereiten.

Die Avocado und Ananas schälen und halbieren. Den Kern der Avocado entfernen und in kleine Stücke schneiden, wie die Ananas. In eine große Salatschüssel geben und beiseite stellen.

Eine große Wassermelonespalte schneiden und schälen. In mundgerechte Stücke schneiden und die Kerne entfernen. In die Schüssel zu den anderen Früchten geben und beiseite stellen.

Den Spinat grob waschen unter kaltem Wasser und in grobe Stücke schneiden. In die Schüssel mit dem Obst geben.

Nun die saure Sahne Mixtur über die Früchte und Gemüse geben und gut umrühren, bis sich alles vermischt

Für 15 Minuten in den Kühlschrank stellen vor dem Servieren.

Nährwert Information pro Portion: Kcal: 346, Eiweiß: 4.7g, Kohlenhydrate: 25.5g, Fett: 26.5g

6.   Saftige Lammkoteletts

Zutaten:

1 lb Lammkoteletts

2 mittelgroße rote Paprikas, gehackt

1 kleine Zwiebel, geschnitten

1 cup Süßkartoffeln, gewürfelt

 4 Knoblauchzehen, fein gehackt

1 tsp Salz

1 tsp getrockneter Thymian, gemahlen

1 tsp Cayenne Pfeffer, gemahlen

3 cups Knochenbrühe

2 tbsp Öl

1 tbsp Butter, geschmolzen

Vorbereitung:

Den Ofen auf 325°F vorheizen.

Das Fleisch unter kaltem fließendem Wasser waschen und mit Küchenpapier abtupfen. Das Fleisch mit etwas Salz einreiben und beiseite stellen.

Das Öl in einer großen beschichteten Pfanne über mittlerer Hitze vorheizen. Die Fleischkoteletts hinzufügen und für 5 Minuten auf jeder Seite kochen oder bis sie goldbraun sind. Von der Hitze nehmen und beiseite stellen.

Die Butter in der Mikrowelle schmelzen und ein großes Backblech damit einpinseln. Das Fleisch in die Mitte platzieren und mit dem Gemüse bedecken. Die Gemüsebrühe darüber gießen und mit Thymian, Cayenne Pfeffer, Knoblauch, Salz und Pfeffer würzen.

In den Ofen stellen und für 1 Stunde kochen lassen oder bis das Gemüse weich ist. Aus dem Ofen nehmen und warm servieren.

Nährwert Information pro Portion: Kcal: 268, Eiweiß: 24.8g, Kohlenhydrate: 12.5g, Fett: 12.9g

7.   Spinat Zwiebel Suppe

Zutaten:

1 lb Spinat, fein gehackt

4 Knoblauchzehen, zerdrückt

3 cups Gemüsebrühe

1 kleine Zwiebel, gehackt

1 cup saure Sahne

2 tbsp Butter

½ tsp Salz

¼ tsp schwarzer Pfeffer, gemahlen

Vorbereitung:

Den Spinat unter kaltem Wasser grob abwaschen. In kleine Stücke schneiden und beiseite stellen.

Die Butter in einem Topf über mittlerer Hitze schmelzen. Die Zwiebeln und den Knoblauch unter rühren braten bis sie glasig sind. Die Gemüsebrühe und Spinat hinzufügen. Mit Salz und Pfeffer abschmecken und zum Kochen bringen. Die Hitze reduzieren und für weitere 15 Minuten kochen lassen.

Die saure Sahne unterrühren und kochen bis sie heiß ist. Von der Hitze nehmen und warm servieren.

Nährwert Information pro Portion: Kcal: 160, Eiweiß: 6.1g, Kohlenhydrate: 6.6g, Fett: 12.9g

8. Truthahn-Safran Pastete

Zutaten:

2 lbs Truthahnbrüste, haut- und knochenfrei

1 cup Hühnerbrühe

¼ tsp Safran

1 tsp Salz

1 tbsp Dijon Senf

2 tbsp Olivenöl

Vorbereitung:

Die Brüste unter kaltem Wasser abwaschen und mit Küchenpapier abtupfen. In mundgerechte Stücke schneiden und beiseite stellen.

Das Öl in einer großen beschichteten Pfanne auf mittlerer Hitze vorheizen. Das Fleisch hinzufügen und mit etwas Salz bestreuen. Für 5 Minuten kochen lassen und gegentlich umrühren.

Die Hühnerbrühe hinzufügen und den Senf und Safran unterrühren. Zum Kochen bringen und dann die Hitze reduzieren. Für 3 Minuten kochen lassen und dann von der Hitze nehmen. Beiseite stellen und komplett abkühlen lassen.

In einen Mixer geben und gut vermischen lassen bis es püriert ist. Mit Vollkornbrotscheiben servieren.

Nährwert Information pro Portion: Kcal: 268, Eiweiß: 24.8g, Kohlenhydrate: 12.5g, Fett: 12.9g

9.   Quinoa mit Gemüse

Zutaten:

2 cups Quinoa, vorgekocht

1 große rote Paprika, gehackt

2 große Karotten, geschnitten

2 tbsp frische Petersilie, fein gehackt

1 tsp Salz

1 cup Süßkartoffeln, gewürfelt

1 große Tomate, gewürfelt

3 tbsp Olivenöl

1 tsp Cayenne Pfeffer, gemahlen

1 cup Hühnerbrühe

Vorbereitung:

Das Quinoa in einen tiefen Topf geben und 4 cups Wasser hinzufügen. Zum Kochen bringen und dann die Hitze reduzieren. Für 15 Minuten kochen lassen und gelegentlich umrühren. Von der Hitze nehmen und beiseite stellen.

Das Öl in einer großen beschichteten Pfanne über mittlerer Hitze vorheizen. Die Karotten und Kartoffeln hinzufügen und mit einer Prise Salz bestreuen. Für 5 Minuten kochen lassen und dann die Hühnerbrühe hinzufügen. Zum Kochen bringen und dann die Tomaten unterrühren. Für 1 Minute kochen lassen und dann die Quinoa hinzufügen. Mit Petersilie, Cayenne Pfeffer und Salz bestreuen. Gut verrühren und für 5 weitere Minuten kochen lassen. Wenn Sie es saftiger mögen fügen Sie ½ cup Brühe hinzu und kochen Sie es weitere 5 Minuten.

Von der Hitze nehmen und warm servieren.

Guten Appetit!

Nährwert Information pro Portion: Kcal: 393, Eiweiß: 11.9g, Kohlenhydrate: 58.5g, Fett: 13g

10.   Cremiges Lachs Omelett

Zutaten:

1 lb Lachs Fillets, in mundgerechte Stücke geschnitten

4 große Eier, geschlagen

1 große Zwiebel, gehackt

2 tbsp Olivenöl

1 tsp frischer Rosmarin, fein gehackt

½ cup griechischer Joghurt

1 Knoblauchzehen, zerdrückt

1 tsp Apfelessig

2 tbsp frische Petersilie fein gehackt

1 tsp Meersalz

Vorbereitung:

Die Fillets unter kaltem laufenden Wasser waschen und mit Küchenpapier abtupfen. In mundgerechte Stücke schneiden. Mit Salz bestreuen und beiseite stellen.

In einer mittelgroßen Schale den Joghurt, Knoblauch, Essig und Petersilie kombinieren. Gut vermischen und beiseite stellen.

Das Öl in einer großen Bratpfanne über mittlerer Hitze vorheizen. Die Zwiebeln hinzufügen und unter rühren für 3-4 Minuten braten oder bis sie glasig sind.

Das Fleisch hinzufügen und 3 Minuten kochen und gelegentlich umrühren. Nun die geschlagen Eier dazu schütten und für 4 Minuten kochen oder bis die Eier gar sind. Von der Hitze nehmen,

Die saure Sahne auf eine Hälfte des Omeletts löffeln und dann falten. Sofort servieren.

Nährwert Information pro Portion: Kcal: 323, Eiweiß: 31.9g, Kohlenhydrate: 5.7g, Fett: 19.7g

11. Basmati Huhn

Zutaten:

1 lb Hühner Filetts, in mundgerechte Stücke geschnitten

1 cup Basmati Reis, vorgekocht

1 große rote Paprika, gehackt

1 tsp Kurkuma, gemahlen

1 tsp Salz

1 tbsp frische Petersilie, fein gehackt

¼ tsp schwarzer Pfeffer, gemahlen

1 ½ cup Hühnerbrühe

2 tbsp Olivenöl

Vorbereitung:

Das Fleisch unter kaltem laufenden Wasser abwaschen und mit Küchenpapier abtupfen. In mundgerechte Stücke schneiden. Beiseite stellen.

Den Reis in einen tiefen Topf geben und 3 Cups Wasser hinzufügen. Zum Kochen bringen und dann die Hitze reduzieren. Für 15 Minuten kochen lassen und dann von der Hitze nehmen.

Das Öl in einer großen Pfanne über mittlerer Hitze vorheizen. Die Hühnerstücke hinzufügen und für 3 Minuten unter gegentlich rühren kochen. Die Paprika und Brühe hinzufügen.Mit Petersilie und Pfeffer bestreuen. Gut umrühren und zum kochen bringen.

Den Reis unterrühren und die Hitze reduzieren. Das Kurkuma darüber streuen und ein letztes Mal umrühren. Für 1-2 weitere Minuten kochen lassen und von der Hitze nehmen.

Warm servieren.

Nährwert Information pro Portion: Kcal: 377, Eiweiß: 30.6g, Kohlenhydrate: 32.1g, Fett: 13.1g

12.   Orange Ingwer Smoothie

Zutaten:

2 große Orangen, geschält und in Spalten

1 große grüner Apfel, entkernt und gehackt

2 große Pfrisich, entkernt und gehackt

½ cup Magermilch

1 tbsp Honig

¼ tsp Ingwer, gemahlen

Vorbereitung:

Den Apfel abwaschen und das Gehäuse entfernen. In mundgerechte Stücke schneiden und beiseite stellen.

Die Pfirsiche abwaschen und halbieren. Die Kerne entfernen und klein schneiden.

Die Orangen schälen und in Spalten teilen. Beiseite stellen.

Nun die Orangen mit den Äpfeln, Pfirsichen, Milch Honig und Ingwer in einen Mixer geben. Vermischen bis es schön weich und cremig ist. In ein Servierglas geben und etwas Eis vor dem Servieren hinzufügen.

Guten Appetit!

Nährwert Information pro Portion: Kcal: 129, Eiweiß: 2.7g, Kohlenhydrate: 31.4g, Fett: 0.4g

13. Paprika Suppe

Zutaten:

1 große rote Paprika

1 große gelbe Paprika

1 große grüne Paprika

2 cups Gemüsebrühe

1 cup Tomaten, gewürfelt

1 große Karotte, gehackt

1 cup Brokkoli, gehackt

1 tsp Salz

¼ tsp schwarzer Pfeffer, gemahlen

4 tbsp Tomatensoße

Vorbereitung:

Die Paprikas waschen und halbieren. Die Samen entfernen und in kleine Stücke schneiden. Den Brokkoli abwaschen und in kleine Stücke schneiden. Die Karotte abwaschen und in dünne Scheiben schneiden.

Nun das Gemüse in einem Topf vermengen. Mit Salz und Pfeffer abschmecken und die Gemüsebrühe dazu gießen. Das ganze zum Kochen bringen lassen und dann die Hitze reduzieren. Die Tomatensoße unterrühren und für 30 Minuten kochen lassen.

Und der Hitze nehmen und arm servieren.

Nährwert Information pro Portion: Kcal: 75, Eiweiß: 4.7g, Kohlenhydrate: 13.1g, Fett: 1.1g

14. Cremige Ziti Pasta

Zutaten:

1 lb Ziti Nudeln

1 großes Ei, geschlagen

1 kleine Zwiebel, gehackt

2 Knoblauchzehen, zerdrückt

1 tbsp Zitronensaft, fein gehackt

2 tbsp frisch Petersilie, fein gehackt

1 cup saure Sahne

1 cup Cheddar Käse, gerieben

Vorbereitung:

Den Ofen auf 350°F vorheizen.

Die Pasta nach der Packungsanleitung kochen. Gut abtropfen lassen und beiseite stellen.

In einer mittelgroße Schale die Eier mit den Zwiebeln, Knoblauch, Zitronensaft, Petersilie, saurer Sahne, Käse und Salz vermischen. Mit einem Schneebesen verschlagen, bis es gut vermischt ist,

Ein mittelgroßes Backblech mit Öl einfetten und die Pasta gleichmäßig auf dem Boden verteilen. Die saure Sahne Mixtur darüber geben und in den Ofen stellen.

Für 15 Minuten backen lassen oder bis der Käse blubbert. Aus dem Ofen nehmen und für eine Weile beiseite stellen, vor dem Schneiden und servieren.

Nährwert Information pro Portion: Kcal: 592, Eiweiß: 23.6g, Kohlenhydrate: 67.3g, Fett: 25.3g

15. Feigen Pfannkuchen

Zutaten:

1 cup Mehl

2 große Eier

1 tbsp flüssiger Honig

1 tsp Backpulver

1 cup Magermilch

½ cup frische Feigen

½ cup saure Sahne

2 tbsp Öl

Vorbereitung:

In einer mittelgroßen Schale das Mehl mit dem Backpulver vermischen. Einmal umrühren und dann beiseite stellen.

In einer separaten Schüssel die Eier mit dem Honig und Milch schlagen. Die Mehlmischung mit einem Schneebesen unterrühren und verrühren bis es ein schöner Teig ist.

Nun die Pfannkuchen Pfanne mit etwas Öl einfetten. Auf mittlerer Hitze vorheizen. Ungefähr 1-2 Esslöffel der Pfannkuchen Mixtur in die Pfanne geben.

Auf jeder Seite für 1 Minute braten oder bis es leicht braun ist. Auf einen Platte geben und die Prozedur mit dem übrigen Teig wiederholen.

Die Feigen mit dem Honig und der sauren Sahne in einen Mixer geben. Gut vermischen, bis es schön weich ist und dann in eine mittelgroße Schale geben.

Die Feigenmixtur mit einem Löffel auf die Pfannkuchen geben und diese einrollen.

Sofort servieren.

Nährwert Information pro Portion: Kcal: 373, Eiweiß: 10.1g, Kohlenhydrate: 49.1g, Fett: 15.9g

16.   Schwarze Bohnen Kartoffel Eintopf

Zutaten:

1 cup schwarze Bohnen, über Nacht eingeweicht

1 cup Tomaten, gewürfelt

1 cup Süßkartoffeln, gewürfelt

3 Knoblauchzehen

¼ cup Sellerie, fein gehackt

2 kleine rote Zwiebeln, gewürfelt

1 tsp Salz

¼ tsp rote Pfefferflocken

3 cups Hühnerbrühe

Vorbereitung:

Die Bohnen über Nacht einweichen lassen. Abspülen und abtropfen lassen. Die Bohnen in einen Topf mit kochendem Wasser geben und für 10 Minuten kochen lassen. Von der Hitze nehmen und abtropfen, Beiseite stellen.

In einem massiven Topf das Öl über mittlerer Hitze vorheizen. Den Knoblauch und Zwiebeln hinzufügen und für 5 Minuten unter rühren braten. Die Bohnen, Tomaten, Süßkartoffeln, Sellerie und Brühe hinzufügen.

Mit Salz und Pfeffer bestreuen und gut verrühren. Die Hitze reduzieren und mit einem Deckel abdecken. Für 20 Minuten kochen lassen oder bis die Kartoffeln weich sind. Von der Hitze nehmen und warm servieren.

Nährwert Information pro Portion: Kcal: 177, Eiweiß: 10.4g, Kohlenhydrate: 31.6g, Fett: 1.3g

17.   Gegrillte Seebrasse mit Paprika

Zutaten:

2 lbs Seebrassen Fillets

1 tbsp frischer Rosmarin, grob gehackt

1 cup Extra Natives Olivenöl

1 tsp Meersalz

½ tsp schwarzer Pfeffer, frisch gemahlen

2 Knoblauchzehen, zerdrückt

2 große rote Paprikas, entkernt und halbiert

Vorbereitung:

Die Fischfillets unter kaltem laufenden Wasser abwaschen und mit Küchenpapier abtupfen. Beiseite stellen.

In einer großen Schale Rosmarin, Öl, Salz, Pfeffer und Knoblauch vermischen. Gut verrühren bis sich alles verbunden hat. Den Fisch und die Paprika in die Marinade im Kühlschrank für 30 Minuten einziehen lassen.

Den Grill auf mittlerer Hitze vorheizen. Vorsichtig die Fillets abtropfen und auf den Grill legen. Für 3-5 Minuten auf jeder Seite grillen oder bis sie fertig sind.

Die Paprika auf den Grill legen und für 2 Minuten auf jeder Seite grillen. Ab und an die Fillets und Paprika wieder mit der Marinade einpinseln.

Den Fisch und Paprika mit gekochten Süßkartoffeln oder saurer Sahne servieren. Dies ist jedoch optional.

Nährwert Information pro Portion: Kcal: 436, Eiweiß: 48.9g, Kohlenhydrate: 4.6g, Fett: 24g

18.   Pfirsich Haferbrei

Zutaten:

1 cup Haferflocken

1 cup Milch

1 großer Pfirsich, entkernt und gehackt

1 tbsp Mandeln, grob gehackt

1 tsp Vanilleextract

1 tbsp Agavensirup

Vorbereitung:

Den Pfirsich waschen und halbieren. Den Stein entfernen und in mundgerechte Stücke schneiden. Beiseite stellen.

Die Milch und Haferflocken in einen tiefen Topf über mittlerer Hitze geben. Zum Kochen bringen und dann die Hitze reduzieren. 5 Minuten kochen lassen und dann von der Hitze nehmen. Beiseite stellen, damit es komplett abkühlen kann.

Den Pfirsich, Vanilleextrakt und Agavensirup unterrühren. Mit Mandeln garnieren und sofort servieren.

Nährwert Information pro Portion: Kcal: 301, Eiweiß: 10.7g, Kohlenhydrate: 50g, Fett: 6.9g

19.   Avocado Risotto

Zutaten:

1 mittelgroße Avocado, geschält, entkernt, in mundgerechte Stücke geschnitten

1 cup brauner Reis, vorgekocht

1 kleine Zwiebel, gehackt

1 tbsp Olivenöl

4 tbsp Hühnerbrühe

¼ tsp Salz

¼ tsp rote Pfefferflocken

¼ tsp italienische Gewürzmischung

Vorbereitung:

Die Avocado schälen und halbieren. Den Kern entfernen und in mundgerechte Stücke schneiden. Beiseite stellen.

Ungefähr 3 cups Wasser in einen massiven Topf geben und Salz hinzufügen. Zum Kochen bringen und dann den Reis unterrühren. Die Hitze reduziere und für 15 Minuten kochen lassen, gelegentlich umrühren. Von der Hitze nehmen und beiseite stellen, damit es komplett abkühlen kann.

In einer großen Soßenpfanne das Öl über mittlerer Hitze erhitzen. Die Zwiebeln hinzufügen und unter rühren für 3 Minuten braten lassen. Die Avocado hinzufügen und die Hitze reduzieren. Die Brühe dazugießen und für 5 Minuten kochen lassen. Von der Hitze nehmen und beiseite stellen.

In einer großen Schale den Reis mit der Avocado Zwiebel Mixtur vermischen. Mit dem rotem Pfeffer und italienischen Gewürzmischung bestreuen. Gut vermischen und servieren.

Nährwert Information pro Portion: Kcal: 419, Eiweiß: 6.7g, Kohlenhydrate: 56.3g, Fett: 19.6g

20.   Cremige Kalb Hackbällchen

Zutaten:

1 lb mageres Kalbsfleisch, gehackt

½ cup Gouda Käse, gerieben

2 große Eier

3 tbsp Mehl

3 Knoblauchzehen, zerdrückt

1 tbsp Rosmarin, fein gehackt

½ tsp Salz

½ tsp schwarzer Pfeffer, gemahlen

1 cup saure Sahne

1 tbsp frische Petersilie, fein gehackt

1 cup Hühnerbrühe

Vorbereitung:

Das Fleisch mit Käse, Eiern, Mehl, Knoblauch, Rosmarin, Salz und Pfeffer in einer großen Schale vermischen. Gut verrühren bis alles vermischt ist.

Die saure Sahne mit der Petersilie in einer kleinen Schale kombinieren. Gut verrühren und beiseite stellen.

Den massiven Topf mit etwas Kochspray einfetten. Die Hackbällchen rein geben und für 5 Minuten braten. Die Hühnerbrühe dazugießen und es zum Kochen bringen. Für 4 Minuten kochen und gelegentlich umrühren. Von der Hitze nehmen und auf eine Servierplatte geben.

Die saure Sahne über die Hackbällchen geben und servieren.

Guten Appetit!

Nährwert Information pro Portion: Kcal: 370, Eiweiß: 31.7g, Kohlenhydrate: 7.4g, Fett: 23.3g

21.   Rührei mit Aubergine

Zutaten:

5 große Eier

½ cup Aubergine, gehackt

1 kleine Zwiebel, gehackt

¼ tsp schwarzer Pfeffer

1 tbsp frisch Petersilie, fein gehackt

1 tsp Salz

1 tbsp Olivenöl

Vorbereitung:

Die Aubergine waschen und schälen. In mundgerechte Stücke schneiden und den Messbecher füllen. Mit Salz bestreuen und bedecken. Das wird den bitteren Geschmack der Aubergine reduzieren. Den Rest im Kühlschrank reservieren.

Das Öl in einer großen Soßenpfanne über mittlerer Hitze vorheizen. Die Aubergine hinzufügen und für 3-4 Minuten kochen. Nun die Zwiebeln hinzufügen und braten bis Sie glasig sind.

Die Eier aufschlagen und direkt zu dem Gemüse geben. Mit einem Holzspaten verrühren und mit Petersilie und Pfeffer bestreuen. Kochen bis die Eier gar sind und von der Hitze nehmen.

Sofort servieren.

Nährwert Information pro Portion: Kcal: 259, Eiweiß: 16.4g, Kohlenhydrate: 5.7g, Fett: 19.5g

22. Truthahn mit getrockneten Tomaten

Zutaten:

1 lb Truthahnbrüste, in mundgerechte Stücke geschnitten

1 cup sonnen-getrockneten Tomaten

1 kleine Zwiebel, fein gehackt

2 Knoblauchzehen, zerdrückt

2 cups Wasser

2 cups Hühnerbrühe

1 tsp Salz

¼ tsp schwarzer Pfeffer, frisch gemahlen

½ tsp getrockneter Oregano, gemahlen

1 tbsp frisch Basilikum, fein gehackt

1 tbsp Olivenöl

Vorbereitung:

Das Fleisch unter kaltem laufenden Wasser abwaschen und mit Küchenpapier trocken tupfen. In mundgerechte Stücke schneiden und beiseite stellen.

Das Öl in einem Slow Cooker über mittlerer Temperatur vorheizen. Die Zwiebeln und Knoblauch hinzufügen und für 4 Minuten oder bis sie glasig sind braten.

Die Truthahnstücke hinzufügen und weiter kochen lassen bis sie leicht gebräunt sind, gelegentlich umrühren.

Nun das Wasser und die Brühe dazu gießen und mit Oregano, Basilikum, Salz und Pfeffer würzen. Die Hitze reduzieren und für 1 Stunde kochen lassen. Die Tomaten unterrühren und für weitere 8 Stunden kochen lassen auf niedriger Hitze.

Von der Hitze nehmen und warm servieren.

Nährwert Information pro Portion: Kcal: 124, Eiweiß: 15g, Kohlenhydrate: 6.2g, Fett: 4.1g

23. Spinat Kartoffel Sahne Suppe

Zutaten:

1 lb frischer Spinat, gehackt

2 mittelgroße Kartoffeln, gehackt

3 tbsp frisch Petersilie, gehackt

1 kleine Zwiebel, fein gehackt

2 tbsp Olivenöl

2 tbsp Mehl

2 cups Hühnerbrühe

1 cup Frischkäse

½ tsp Cayenne Pfeffer

1 tsp Salz

¼ tsp schwarzer Pfeffer, gemahlen

Vorbereitung:

Das Gemüse waschen und vorbereiten.

Den Spinat in einen Topf mit kochendem Wasser geben und für 3 Minuten kochen lassen oder bis er weich ist.

Von der Hitze nehmen und abtropfen lassen. Beiseite stellen.

Die Kartoffeln in einen Topf mit kochende, Wasser geben und mit etwas Salz bestreuen. Zum Kochen bringen und für 10 Minuten kochen lassen. Von der Hitze nehmen und abtropfen lassen. Beiseite stellen.

Das Öl in einer großen Bratpfanne über mittlerer Hitze vorheizen. Die Zwiebeln hinzufügen und unter rühren glasig braten. Das Mehl, Cayenne Pfeffer und 1 Esslöffel Wasser unterrühren. Für 1 Minute unter ständigem rühren kochen lassen. Von der Hitze nehmen.

In einem großem massiven Topf die Hühnerbrühe und 1 cup Wasser geben. Über mittlerer Hitze zum Kochen bringen. Spinat und Kartoffeln hinzufügen und mit Pfeffer bestreuen. Für 10 Minuten kochen lassen und dann die Hitze reduzieren. Für weitere 5 Minuten kochen lassen und dann die saure Sahne und Petersilie unterrühren. Etwas Wasser hinzufügen um die Dicke der Suppe zu regulieren.

Die Mehlmischung unterrühren und für 1 Minute kochen lassen, Von der Hitze nehmen und beiseite stellen, damit es vor dem Servieren abkühlen kann.

Nährwert Information pro Portion: Kcal: 231, Eiweiß: 7.2g, Kohlenhydrate: 15.9g, Fett: 16.3g

24. Kalb Steaks mit Cranberry Soße

Zutaten:

1 lb Kalb Steak

1 cup Olivenöl

1 tsp getrockneter Thymian, fein gehackt

1 cup Reis, vorgekocht

½ cup Cranberries

1 tbsp Zitronensaft, frisch gepresst

1 tsp Meersalz

1 kleine Karotte, gerieben

1 cup Rinderbrühe

½ tsp schwarzer Pfeffer, frisch gemahlen

1 tsp frischer Rosmarin, fein gehackt

Vorbereitung:

In einer großen Schüssel das Öl mit Thymian, Rosmarin Salz und Pfeffer vermischen. Gut verrühren und die Steaks einlegen. In den Kühlschrank für 30 Minuten stellen.

Den Reis und die Karotten in einem massiven Topf geben. Die Rinderbrühe und 1 Cup Wasser hinzufügen. Zum Kochen bringen und dann die Hitze reduzieren. Eine Prise Salz hinzufügen und für 15 Minuten kochen lassen, gelegentlich umrühren. Von der Hitze nehmen und beiseite stellen.

Nun den Grill auf mittlerer Hitze vorheizen. Die Steaks darauf legen und 5 Minuten auf jeder Seite grillen oder bis sie gar sind. Die Steaks großzügig mit Marinade bepinseln, damit sie saftiger sind. Von der Hitze nehmen und beiseite stellen.

Die Cranberries und den Zitronensaft in einer mittelgroßen Pfanne über mittlerer Hitze kombinieren. ½ Cup Wasser hinzufügen und zum Kochen bringen. Die Hitze reduzieren und gelegentlich umrühren, bis die Mixtur dickflüssig geworden ist. Von der Hitze nehmen. Die Steaks mit dem Reis servieren und die Cranberry Soße darüber gießen.

Guten Appetit!

Nährwert Information pro Portion: Kcal: 362, Eiweiß: 27.6g, Kohlenhydrate: 32.2g, Fett: 12.5g

25.   Spinat Bananen Smoothie

Zutaten:

1 große Banane

1 cup Spinat, zerrissen

1 tbsp Honig

1 cup Mandel Joghurt

1 tbsp Brazil Nuss, fein gehackt

Vorbereitung:

Den Spinat unter kaltem laufendem Wasser abwaschen. Gut abwaschen und mit den Händen zerreißen. Beiseite stellen.

Die Banane schälen und in kleine Stücke schneiden. Beiseite stellen.

Nun den Spinat, Banane, Honig und Joghurt in einen Mixer geben. Mixen bis alles weich ist und in ein Servierglas geben.

Mit den Nüssen garnieren und für 20 Minuten in den Kühlschrank stellen vor dem Servieren.

Nährwert Information pro Portion: Kcal: 369, Eiweiß: 12.3g, Kohlenhydrate: 36.8g, Fett: 20.8g

26.   Hühner Fillets mit Cayenne Soße

Zutaten:

1 lb Hühne Fillets, in mundgerechte Stücke geschnitten

1 cup Brokkoli, gehackt

1 tbsp Butter

2 Knoblauchzehen, zerdrückt

2 tbsp Zitronensaft, frisch gepresst

2 tbsp Olivenöl

1 tsp Salz

¼ tsp schwarzer Pfeffer, gemahlen

2 tbsp Mehl

1 tsp Cayenne Pfeffer

Vorbereitung:

Das Fleisch unter kaltem laufenden Wasser abwaschen und mit Küchenpapier trocken tupfen. Beiseite stellen.

Die Butter in einer großen Pfanne über mittlerer Hitze schmelzen. Den Brokkoli hinzufügen und für 5 Minuten kochen, gelegentlich umrühren. Von der Hitze nehme und beiseite stellen.

Währenddessen in einer kleinen Pfanne das Mehl mit dem Cayenne Pfeffer, Salz, Pfeffer, Zitronensaft und 2 Esslöffel Wasser kombinieren. Gut verrühren und für 2 Minuten auf niedriger Hitze kochen. Beiseite stellen.

Nun das Öl in einer großen Bratpfanne über mittlerer Hitze vorheizen. Den Knoblauch hinzufügen und unter rühren für 3-4 Minuten kochen oder bis er glasig ist. Die Fleischstücke hinzufügen und für 5 Minuten kochen lassen, gelegentlich umrühren. Den Brokkoli unterrühren und die Cayenne Pfeffer Mischung darüber gießen. Gut verrühren und für 2 Minuten kochen lassen oder bis es sich gut vermischt hat.

Von der Hitze nehmen und warm servieren.

Nährwert Information pro Portion: Kcal: 438, Eiweiß: 45.5g, Kohlenhydrate: 7.3g, Fett: 24.7g

27.   Vanille Rosinen Kekse

Zutaten:

2 cups Mehl

1 tsp Natron

½ tsp Salz

2 tbsp Honig

1 cup Rosinen

1 tsp Vanilleextract

2 große Eier

1 cup Butter, geschmolzen

Vorbereitung:

Den Ofen auf 375°F vorheizen. Etwas Backpapier auf ein Backblech legen und beiseite stellen.

In einer großen Schüssel Mehl, Natron und Salz vermischen. Vermischen und beiseite stellen.

In einer separaten Schüssel die Eier schlagen mit Honig und Butter. Nun diese Mixtur in die Mehlmischung geben und die Rosinen hinzufügen. Mit einem elektrischen Mixer alles zu einem schönen Teig vermischen.

Die Kekse mit den Händen formen, ungefähr 1-inch dick. Die Keks Bälle auf das Backpapier lehen und mit dem Handballen zerdrücken und die Form zu erhalten.

In den Ofen stellen und für ungefähr 10-12 Minuten backen oder bis sie schön und knusprig sind. Aus der Hitze nehmen und komplett abkühlen lassen.

Kalt servieren.

Nährwert Information pro Portion: Kcal: 325, Eiweiß: 4.5g, Kohlenhydrate: 34.2g, Fett: 19.7g

28. Zucchini Haferbrei

Zutaten:

1 cup Haferflocken

1 cup Zucchini, geschält und gehackt

2 cups Magermilch

2 tbsp Mandeln, grob gehackt

1 tbsp Honig

Vorbereitung:

Die Zucchini abwaschen und schälen. In mundgerechte Stücke schneiden und in einen Topf mit kochendem Wasser geben. Für 5 Minuten kochen lassen oder bis sie weich sind. Von der Hitze nehmen und gut abtropfen lassen. Beiseite stellen, damit sie für eine Weile abkühlen können.

Die Haferflocken und die Milch in eine hitzefeste Schale geben und in die Mikrowelle stellen. Für 3 Minuten aufwärmen und dann aus der Mikrowelle nehmen,

Die Zucchini und den Honig unterrühren. Mit Mandeln bestreuen und sofort servieren.

Nährwert Information pro Portion: Kcal: 214, Eiweiß: 10.2g, Kohlenhydrate: 34.3g, Fett: 10.2g

29.   Frischer Tomaten Paprika Salat

Zutaten:

2 mittelgroße Tomaten, gehackt

1 große gelbe Paprika, gehackt

1 cup Sellerie, gehackt

1 kleine rote Zwiebel, geschnitten

1 kleine Gurke, geschnitten

2 tbsp frisch Petersilie, fein gehackt

3 tbsp Extra Natives Olivenöl

1 tbsp Balsamico Essig

½ tsp Himalaya pink Salz

¼ tsp schwarzer Pfeffer, gemahlen

¼ tsp rote Pfefferflocken

Vorbereitung:

In einer kleinen Schale das Öl mit Petersilie, Essig, Salz und Pfeffer kombinieren. Gut verrühren bis sich alles vermischt hat und dann beiseite stellen.

Nun die Tomaten, Paprika, Gurke, Sellerie und Zwiebel in einer großen Salatschüssel kombinieren. Das zuvor vorbereitete Dressig darüber träufeln und gut vermischen, bis alle Zutaten bedeckt sind.

Für 10 Minuten in den Kühlschrank stellen vor dem Servieren.

Nährwert Information pro Portion: Kcal: 135, Eiweiß: 1.8g, Kohlenhydrate: 10g, Fett: 10.9g

## 30.	Gegrillte und Marinierte Lamm Steaks

Zutaten:

1 lb Lamm Steaks

1 mittelgroße Zwiebel

1 cup Feldsalat

2 Knoblauchzehen, zerdrückt

2 tbsp Zitronensaft, frisch gepresst

1 cup Olivenöl

1 tsp getrockneter Thymian, gemahlen

2 tbsp frische Petersilie, fein gehackt

Vorbereitung:

Das Fleisch unter kaltem laufenden Wasser abwaschen und mit Küchenpapier abtrocknen. Beiseite stellen.

In einer großen Schüssel das Öl mit Knoblauch, Zitrone, Thymian und Petersilie kombinieren. Gute vermischen und dann das Fleisch darin einlegen. In den Kühlschrank stellen für 30 Minuten, damit die Marinade in das Fleisch einziehen kann.

Den Grill auf mittlerer Hitze vorheizen. Vorsichtig das Fleisch abtropfen lassen und dann auf den Grill legen. Für 5-8 Minuten auf jeder Seite grillen oder bis sie den gewünschten Garpunkt erreicht haben. Das Fleisch gelegentlich wieder mit der Marinade einpinseln.

Die Steaks mit dem Feldsalat servieren.

Nährwert Information pro Portion: Kcal: 386, Eiweiß: 43.3g, Kohlenhydrate: 5.2g, Fett: 20.6g

31.   Zwiebel Thunfisch Aufstrich

Zutaten:

1lb Thunfisch Fillets

1 große rote Zwiebel, geschnitten

1 tsp Cayenne Pfeffer, gemahlen

3 tbsp Extra Natives Olivenöl

¼ tsp schwarzer Pfeffer

¼ tsp Meersalz

1 tsp getrockneter Rosmarin, fein gehackt

1 große rote Paprika, in Streifen geschnitten

Vorbereitung:

Die Thunfisch Fillets unter kaltem laufenden Wasser abwaschen und mit Küchenpapier trocken tupfen. In mundgerecht Stücke schneiden und beiseite stellen.

Das Öl in einer großen Bratpfanne vorheizen und die Zwiebeln hinzufügen. Mit Cayenne Pfeffer bestreuen und für 3-4 Minuten kochen oder bis sie glasig sind. Die Thunfischstücke hinzufügen und für weitere 4 Minuten kochen lassen, gelegentlich umrühren. Von der Hitze nehmen und beiseite stellen, damit es eine Weile abkühlen kann.

Nun die Thunfisch und Zwiebel Mischung mit den anderen Zutaten in einen Mixer geben. Für 2 Minuten alles gut vermixen oder bis es gut vermengt ist.

Den Thunfisch Aufstrich mit ein paar frischen Paprika Streifen servieren.

Nährwert Information pro Portion: Kcal: 263, Eiweiß: 24.7g, Kohlenhydrate: 5g, Fett: 15.9g

32. Huhn mit Blattkohl

Zutaten:

1 lb Huhn Fillets, in mundgerechte Stücke geschnitten

1 cup Blattkohl, gehackt

3 tbsp Olivenöl

1 tsp getrockneter Thymian, gemahlen

1 tsp Salz

¼ tsp schwarzer Pfeffer, frisch gemahlen

Vorbereitung:

Das Fleisch unter kaltem laufendem Wasser abwaschen und mit Küchenpapier trocken tupfen. In mundgerechte Stücke schneiden und beiseite stellen.

Den Blattkohl abwaschen und in kleine Stücke schneiden. In einen Topf mit kochendem Wasser geben und für 5 Minuten kochen lassen. Von der Hitze nehmen und gut abtropfen lassen. Beiseite stellen.

Nun das Öl in einer großen Bratpfanne über mittlerer Hitze vorheizen. Das Huhn hinzufügen und mit Thymian, Salz und Pfeffer abschmecken. Für 10 Minuten kochen lassen, gelegentlich umrühren.

Die Hitze reduzieren und für 5 weitere Minuten kochen lasen. Von der Hitze nehmen und warm servieren.

Nährwert Information pro Portion: Kcal: 413, Eiweiß: 44.1g, Kohlenhydrate: 1.2g, Fett: 25.3g

33.   Mandel Quinoa Haferbrei

Zutaten:

1 cup Quinoa

1 cup Wasser

1 tbsp Honig

1 cup Mandelmilch

2 tbsp Mandeln, fein gehackt

Vorbereitung:

In einem massiven Topf die Quinoa mit dem Wasser kombinieren. Zum Kochen bringen und dann die Hitze reduzieren. Mit einem Deckel abdecken und weitere 15 Minuten kochen lassen. Von der Hitze nehmen und die Flüssigkeit abtropfen lassen. Mit einer Gabel umrühren und dann beiseite stellen.

Nun die Quinoa mit Milch und Honig in einem sauberen Topf kombinieren. Kochen bis alles erwärmt ist und dann von der Hitze nehmen. Mit den Mandeln garnieren und beiseite stellen zum abkühlen.

Guten Appetit!

Nährwert Information pro Portion: Kcal: 437, Eiweiß: 10.7g, Kohlenhydrate: 47.4g, Fett: 24.5g

34. Erdnussbutter Bälle

Zutaten:

1 ½ cup Haferflocken

3 cups Milch

½ cup Erdnussbutter

1 tbsp Vanilleextract

4 tbsp Mandeln, zerdrückt

3 tbsp Honig

1 tbsp Chiasamen, zerdrückt

Vorbereitung:

Ein Cup Haferflocken in eine Schüssel geben. Die anderen trockenen Zutaten hinzufügen und umrühren, damit es sich vermischt.

Nun die Erdnussbutter und den Honig hinzufügen. Gut verrühren und dann vorsichtig die Milch und den Vanilleextrakt hinzufügen. Die Bälle mit den Händen formen und mit den übrigen Haferflocken bedecken. In den Kühlschrank stellen für 30 Minuten.

Nährwert Information pro Portion: Kcal: 425, Eiweiß: 31g, Kohlenhydrate: 48g, Fett: 10.5g

35.   Hühner Blumenkohl Suppe

Zutaten:

10 oz Hühner Fillets, in mundgerechte Stücke geschnitten

2 oz Blumenkohl, gehackt

1 tsp frische Minze, fein gehackt

¼ tsp getrockneter Koriander, zerdrückt

1 tbsp Olivenöl

½ tsp Salz

¼ tsp schwarzer Pfeffer

Vorbereitung:

Den Blumenkohl und den getrockneten Koriander in einen tiefen Topf geben. Genug Wasser hinzufügen bis alles bedeckt ist und es zum Kochen bringen. Für ungefähr 10-15 Minuten kochen lassen. Von der Hitze nehmen und die Suppe mit einem Stabmixer pürieren. Beiseite stellen.

Nun das Öl in einer großen Bratpfanne über mittlerer Hitze vorheizen. Die Fleischstücke hinzufügen und mit etwas Salz und Pfeffer bestreuen. Für 5-8 Minuten kochen lassen oder bis sie goldbraun sind. Von der Hitze nehmen und in die Suppe geben.

Die Suppe wieder erwärmen und mit etwas frischer Minze garnieren, vor dem Servieren.

Nährwert Information pro Portion: Kcal: 338, Eiweiß: 41.6g, Kohlenhydrate: 1.8g, Fett: 17.6g

36.   Mediterrane Makrele

Zutaten:

2 lbs frische Makrele

2 tbsp Extra Natives Olivenöl

1 große Zitrone, geschnitten

1 tbsp getrocknete Minze, gemahlen

3 Knoblauchzehen, zerdrückt

¼ tsp rote Pfefferflocken

1 tsp Meersalz

1 tbsp frischer Rosmarin, fein gehackt

Vorbereitung:

Den Fisch an der Längsseite aufschneiden und die Innereien entfernen. Unter laufendem kaltem Wasser abwaschen und mit Küchenpapier abtupfen. Beiseite stellen.

Das Olivenöl mit der getrockneter Minze, Zerdrückten Knoblauchzehen und rotem Pfeffer kombinieren. Den Fisch damit bepinseln und mit den Zitronenscheiben und Rosmarin füllen.

Den elektrischen Grill auf mittlerer Hitze vorheizen. Den Fisch für 5-7 Minuten auf jeder Seite braten.

Den Fisch mit gekochten Kartoffeln oder gedämpften Spinat servieren.

Nährwert Information pro Portion: Kcal: 533, Eiweiß: 43.6g, Kohlenhydrate: 2.3g, Fett: 38.1g

37.　Pilz Käse Patties

Zutaten:

1 cup Champignon, gehackt

1 mittelgroße Süßkartoffel, geschält und gewürfelt

1 cup frischer Spinat, gehackt

½ cup brauner Reis

1 cup Cheddar Käse, zerkrümelt

3 große Eiweiß

½ cup Chiasamen

2 cups Brotkrumen

1 tsp Estragon

1 tsp frische Petersilie, fein gehackt

1 Knoblauchzehen, zerdrückt

Vorbereitung:

2 cups Wasser in eine kleine Soßenpfanne geben. Zum Kochen bringen und den Reis hinzufügen. Für 10 Minuten kochen, bis er leicht klebrig ist.

Währenddessen die Chiasamen mit 1 Cup Wasser in einem separaten Topf vermischen. Zum Kochen bringen und dann für 3 Minuten kochen lassen, bis sie weich sind. Von der Hitze nehmen und beiseite stellen.

Die Pilze abwaschen und fein schneiden. Den Spinat abspülen und schneiden.

Nun den Reis mit den Chiasamen, Pilzen, Spinat und übrigen Zutaten vermischen. Gut verrühren bis ein schöner Teig entsteht. In den Kühlschrank stellen für 30 Minuten.

Die Mixtur aus dem Kühlschrank nehmen und die Patties formen. Vorher sicher stellen das die Küchenoberfläche sauber und eingefettet ist, damit der Teig nicht fest klebt.

Eine große Bratpfanne einfetten. Jeden Pattie für 5 Minuten auf jeder Seite braten oder bis der gewünschte Garpunkt erreicht ist. Von der Hitze nehmen und mit saurer Sahne oder frischem Gemüse Salat servieren.

Nährwert Information pro Portion: Kcal: 449, Eiweiß: 24.g, Kohlenhydrate: 76.8g, Fett: 14.7g

38.   Cranberry Pfannkuchen mit Mandelcream

Zutaten:

1 cup frische Cranberries

1 cup Mandelcream

1 cup Mandelmilch

12 tbsp Wasser

4 tbsp Buchweizenmehl

¼ tsp Salz

1 tbsp Kokosnussöl

4 tbsp Leinsamen

Vorbereitung:

In einer kleinen Schüssel 4 Esslöffel Leinsamen mit 12 Esslöffel Wasser kombiniere. Beiseite stellen.

Die anderen Zutaten in einer Schüssel vermischen und die Leinsamen Mischung hinzufügen. Mit einem elektrischen Mixer auf hoher Stufe gut vermischen.

Das Öl in einer mittelgroße Bratpfanne auf mittlerer Hitze schmelzen. Etwas von der Mischung in die Pfanne geben und den Pfannkuchen für 2-3 Minuten auf jeder Seite braten. Die Mischung sollte run 8 Pfannkuchen ergeben.

Jeden Pfannkuchen mit Mandelcream und frischen Cranberries bedecken.

Sofort servieren.

Nährwert Information pro Portion: Kcal: 373, Eiweiß: 5.7g, Kohlenhydrate: 18.3g, Fett: 32.3g

39.   Schwarze und Grüne Bohnen Salat

Zutaten:

1 cup schwarze Bohnen, über Nacht eingeweicht

1 cup grüne Bohnen, gehackt

½ cup frischer Sellerie, gehackt

½ cup Mozzarella Käse, zerkrümelt

2 tbsp frische Petersilie, fein gehackt

1 tsp Cayenne Pfeffer, gemahlen

¼ tsp getrockneter Oregano, gemahlen

1 tsp Salz

2 tbsp Zitronensaft, frisch gepresst

3 tbsp Olivenöl

Vorbereitung:

Die schwarzen Bohnen über Nacht einweichen lassen. Unter kaltem laufendem Wasser abspülen und in einen tiefen Topf geben. Etwa 2 cups Wasser hinzufügen und zum Kochen bringen. Die Hitze reduzieren und mit einem Deckel abdecken. Für 30 Minuten kochen lassen oder bis die weich sind. Von der Hitze nehmen und gut abtropfen lassen. Beiseite stellen.

Die grünen Bohnen unter kaltem laufendem Wasser abwaschen und abtropfen lassen. In mundgerechte Stücke schneiden und beiseite stellen.

Den Sellerie waschen und in mundgerecht Stücken schneiden. Beiseite stellen.

In einer kleinen Schüssel 2 Esslöffel Olivenöl mit Zitronensaft, Petersilie, Salz, Oregano und Cayenne Pfeffer vermischen. Gut vermischen und beiseite stellen für 10 Minuten damit sich die Geschmäcker vermischen können.

Das übrige Öl in einer großen Bratpfanne über mittlerer Hitze vorheizen. Die grünen Bohnen hinzufügen und für 10 Minuten kochen lassen, gelegentlich umrühren.

In einer großen Schüssel die schwarzen Bohnen mit den grünen Bohnen, Käse und Sellerie kombinieren. Gut vermischen und mit dem vorbereiten Dressig beträufeln. Gut verrühren bis alles bedeckt ist und in den Kühlschrank stellen für 15 Minuten vor dem Servieren.

Nährwert Information pro Portion: Kcal: 374, Eiweiß: 16.3g, Kohlenhydrate: 44.4g, Fett: 16g

40. Rosmarin Truthahn Stücke

Zutaten:

1 lb Truthahn Fillets

3 tbsp Zitronensaft, frisch gepresst

1 tbsp Extra Natives Olivenöl

1 tbsp Butter

2 Knoblauchzehen, zerdrückt

1 tbsp frischer Rosmarin, fein gehackt

1 tsp Salz

¼ tsp schwarzer Pfeffer, frisch gemahlen

Vorbereitung:

Die Fillets unter kaltem laufendem Wasser abwaschen und mit Küchenpapier trocken tupfen. In mundgerecht Stücke schneiden und beiseite stellen.

In einer mittelgroße Schale den Zitronensaft mit Olivenöl, Rosmarin, Salz und Pfeffer kombinieren. Gut verrühren bis alles vermischt und beiseite stellen.

Die Butter in einer großen Soßenpfanne über mittlerer Hitze schmelzen. Die Fleischstücke dazu geben und für 5

Minuten kochen oder bis sie goldbraun sind. Mit der zuvor vorbereiten Soße beträufeln und für 1 weitere Minute kochen.

Von der Hitze nehmen und sofort servieren.

Nährwert Information pro Portion: Kcal: 342, Eiweiß: 44.6g, Kohlenhydrate: 1.8g, Fett: 16.4g

41.   Shrimps in Zitronensoße

Zutaten:

1 lb frische Shrimps, geschält und entdarmt

½ cup Zitrone frisch gepresst

1 tsp Salz

2 tbsp Extra Natives Olivenöl

¼ tsp schwarzer Pfeffer, gemahlen

¼ tsp rote Pfefferflocken

1 tbsp frische Petersilie, fein gehackt

1 tbsp frischer Rosmarin, fein gehackt

Vorbereitung:

In einer kleinen Schüssel Zitronensaft, Salz, Pfeffer roter Pfeffer, Petersilie und Rosmarin kombinieren. Gut verrühren, bis alles verbunden ist und dann beiseite stellen.

Das Öl in einer großen Bratpfanne über mittlerer Hitze vorheizen. Für 5-7 Minuten braten oder bis es fast fertig ist. Die Marinade darüber träufeln und für 1 weitere Minute kochen lassen.

Von der Hitze nehmen und sofort servieren.

Nährwert Information pro Portion: Kcal: 275, Eiweiß: 35g, Kohlenhydrate: 6.6g, Fett: 12.2g

42.   Portobello Pilze

Zutaten:

6 Portobello Pilze

6 oz geräucherter Lachs, fein gehackt

6 große Eier, geschlagen

1 cup Cheddar Käse

1 tsp frischer Rosmarin, fein gehackt

3 tbsp Olivenöl

½ tsp Meersalz

¼ tsp schwarzer Pfeffer, gemahlen

Vorbereitung:

Die Pilze waschen und die Hauben entfernen. Da Fleisch rauskratzen und wie Schüsseln formen. Beiseite stellen.

In einer mittelgroße Schüssel den Käse mit Eiern, Lachs, Rosmarin, Salz und Pfeffer kombinieren.

Einen Esslöffel Olivenöl in einer großen Bratpfanne über mittlerer Hitze vorheizen. Mit dem übrigen Öl die Pilze einpinseln.

Die Pilze für 3-4 Minuten braten, die Hitze reduzieren und dann für 5 weitere Minuten kochen lassen. Von der Hitze nehmen und sofort servieren.

Nährwert Information pro Portion: Kcal: 308, Eiweiß: 22.1g, Kohlenhydrate: 3.8g, Fett: 23.6g

43.   Koteletts mit Paprika

Zutaten:

1 lb Lammkoteletts

1 mittelgroße grüne Paprika, gehackt

1 mittelgroße gelbe Paprika, gehackt

1 mittelgroße Tomate, gehackt

1 kleine Zwiebel, gehackt

1 cup Olivenöl

1 tsp Salz

¼ tsp schwarzer Pfeffer, gemahlen

4 tbsp Zitronensaft, frisch gepresst

2 tbsp Balsamico Essig

Vorbereitung:

Das Fleisch unter kaltem laufendem Wasser abwaschen und mit Küchenpapier trocken tupfen. Beiseite stellen.

In einer großen Schüssel das Olivenöl mit Essig, Salz, Pfeffer und Zitronensaft kombinieren. Gut verrühren und dann das Fleisch einlegen. In den Kühlschrank stellen für 20 Minuten.

Nun ungefähr 2 Esslöffel der Marinade in einer großen Bratpfanne über mittlerer Hitze erwärmen. Die Koteletts hinzufügen und für ungefähr 12-15 Minuten braten oder bis der gewünschte Garpunkt erreicht ist. Sie können währenddessen noch mehr Marinade hinzufügen, damit es saftiger wird. Von der Hitze nehmen und auf eine Servierplatte legen. Die gewaschenen und vorbereiteten Gemüse hinzufügen und sofort servieren.

Nährwert Information pro Portion: Kcal: 453, Eiweiß: 22.1g, Kohlenhydrate: 5.1g, Fett: 39.4g

44.   Ofen gebackene Schenkel mit Cashews

Zutaten:

1 lb Hühnerschenkel, haut- und knochenfrei

3 tbsp Cashews, fein gehackt

1 mittelgroße rote Zwiebel, geschnitten

1 große Süßkartoffeln, geschält und gewürfelt

1 kleine rote Paprika, geschnitten

1 tbsp frisch Petersilie, fein gehackt

2 Knoblauchzehen, zerdrückt

2 tbsp Olivenöl

1 tsp Salz

¼ tsp schwarzer Pfeffer, gemahlen

Vorbereitung:

Den Ofen auf 325°F vorheizen.

Die Hühnerschenkel unter kaltem laufenden Wasser abwaschen und mit Küchenpapier trocken tupfen. Beiseite stellen.

In einer kleinen Schüssel die Chashews mit Öl, Petersilie, Knoblauch, Salz und Pfeffer kombinieren. Gut verrühren, bis sich alles vermischt hat und dann beiseite stellen.

Nun die Hühnerschenkel mit Zwiebeln, Kartoffeln und Paprika auf einem großen Backblech legen. Mit der vorbereiten Soße beträufeln und in den Ofen schieben.

Für rund 30-35 Minuten backen oder bis es gar ist. Aus der Hitze nehmen und für eine Weile abkühlen lassen.

Nährwert Information pro Portion: Kcal: 221, Eiweiß: 35.1g, Kohlenhydrate: 18g, Fett: 18.6g

45.   Cremige Eier mit Kirschtomaten

Zutaten:

5 große Eier, geschlagen

1 kleine Zwiebel, fein gehackt

½ cup Kirschtomaten, gewürfelt

2 tbsp Magermilch

1 tbsp Frischkäse

½ tsp getrockneter Oregano, gemahlen

1 tbsp Olivenöl

½ tsp Salz

Vorbereitung:

In einer großen Schale die Eier mit der Milch und dem Frischkäse mit einem Handmixer für 2 Minuten aufschlagen, oder bis alles gut vermischt ist.

Das Olivenöl in einer großen beschichteten Soßenpfanne über mittlere Hitze vorheizen. Die Zwiebeln hinzufügen und für 2 Minuten unter rühren braten und dann die gewürfelten Tomaten hinzufügen. Für weitere 2 Minuten kochen und dann die Eimischung hinzufügen. Mit etwas

Oregano bestreuen und kochen lassen bis die Eier gar sind.

Von der Hitze nehmen und sofort servieren.

Nährwert Information pro Portion: Kcal: 285, Eiweiß: 17.4g, Kohlenhydrate: 7.1g, Fett: 21.3g

46.   Gegrillte Marinierte Thunfisch Steaks

Zutaten:

1 lb Thunfisch Steaks, haut- und knochenfrei

4 tbsp Zitronensaft, frisch gepresst

1 cup Olivenöl

2 tbsp frischer Rosmarin, fein gehackt

1 tbsp frische Petersilie, fein gehackt

3 Knoblauchzehen, zerdrückt

1 tsp Meersalz

¼ tsp schwarzer Pfeffer, frisch gemahlen

Vorbereitung:

Die Steaks unter kaltem laufendem Wasser abwaschen und dann mit Küchenpapier trocken tupfen. Beiseite stellen.

In einer großen Schüssel Zitronensaft mit Rosmarin, Petersilie, Knoblauch, Salz und Pfeffer kombinieren. Gut verrühren und dann die Steaks in der Marinade einlegen. Vor dem Kochen für 20 Minuten in den Kühlschrank stellen.

Den Grill auf mittlerer Hitze vorheizen. Die Steaks für 5-6 Minuten auf jeder Seite grillen.

Vom Grill nehmen und sofort servieren.

Nährwert Information pro Portion: Kcal: 416, Eiweiß: 45.7g, Kohlenhydrate: 3g, Fett: 24g

47. Geröstete Pecanüsse und Rucola Salat

Zutaten:

1 lb frischer Rucola gehackt

1 große Apfel, entkernt und gespalten

2 tbsp Zitronensaft, frisch gepresst

1 kleine Zwiebel, geschnitten

2 tbsp Extra Natives Olivenöl

2 oz Pecanüsse, grob gehackt

1 tbsp flüssiger Honig

1 tsp Meersalz

¼ tsp schwarzer Pfeffer, frisch gemahlen

Vorbereitung:

Den Ofen auf 300°F vorheizen.

Ein kleines Stück Backpapier auf einem kleinem Backblech platzieren und die Nüsse darauf geben. In den Ofen schieben und für 10 Minuten backen oder bis sie goldbraun sind. Aus dem Ofen nehmen und für eine Weile zum Abkühlen beiseite stellen.

In einer kleinen Schüssel den Zitronensaft mit dem Öl, Honig, Salz und Pfeffer kombinieren. Gut verrühren, bis sich alles verbunden hat und beiseite stellen, damit die Geschmäcker sind vermischen können.

Den Rucola unter kaltem laufendem Wasser abwaschen. Gut abtropfen lassen und in grobe Stücke in eine Salatschüssel reißen. Beiseite stellen.

Den Apfel waschen und halbieren. Das Gehäuse entfernen und in Spalten schneiden. In die Schüssel mit dem Rucola geben und beiseite stellen.

Die Zwiebel schälen und in dünne Scheiben schneiden. In die Schüssel mit den anderen Zutaten geben.

Nun den Salat mit dem Dressig beträufeln und gut verrühren, bis alles bedeckt ist. Mit den gerösteten Pecanüsse bedecken und sofort servieren.

Nährwert Information pro Portion: Kcal: 241, Eiweiß: 4.9g, Kohlenhydrate: 20.1g, Fett: 18g

48.   Curry Truthahn Eintopf

Zutaten:

1 lb Truthahn, in mundgerechte Stücke geschnitten

1 tbsp Curry, gemahlen

½ cup Schalotten, fein gehackt

2 Knoblauchzehen, zerdrückt

2 mittelgroße Karotten, geschnitten

3 cups Hühnerbrühe

1 tsp Salz

½ tsp schwarzer Pfeffer, frisch gemahlen

1 tbsp Limettensaft

2 tbsp Olivenöl

Vorbereitung:

Das Fleisch unter kaltem laufendem Wasser abwaschen und mit Küchenpapier trocken tupfen. In mundgerechte Stücke schneiden und beiseite stellen.

Das Öl in einer großen beschichteten Soßenpfanne über mittlerer Temperatur   vorheizen.   Den   Knoblauch,

Schalotten, Karotten und Ingwer hinzufügen und für 3 Minuten kochen lassen, gelegentlich umrühren. Nun den Truthahn hinzufügen und für ungefähr 3-4 Minuten kochen oder bis er leicht braun ist.

Die Brühe dazugießen und mit etwas Salz und Pfeffer bestreuen. Zum Kochen bringen und dann die Hitze reduzieren. Für 15 Minuten kochen lasen und dann von der Hitze nehmen.

Mit etwas Limettensaft vor dem Servieren beträufeln.

Nährwert Information pro Portion: Kcal: 205, Eiweiß: 25.1g, Kohlenhydrate: 4.2g, Fett: 9.3g

49.   Gegrillte Süße Forelle

Zutaten:

1 lb Forellen Fillets

1 kleine Zwiebel, fein gehackt

2 tbsp Zitronensaft, frisch gepresst

½ cup Olivenöl

1 tbsp Agavensirup

2 tbsp Orangensaft, frisch gepresst

1 tsp getrockneter Rosmarin, gemahlen

1 tsp Salz

½ tsp schwarzer Pfeffer, frisch gemahlen

Vorbereitung:

Die Fillets unter kaltem laufendem Wasser abwaschen und mit Küchenpapier trocken tupfen. Beiseite stellen.

In einer großen Schale die Zwiebeln mit Zitronensaft, Orangensaft, Öl, Agavensirup, Rosmarin, Salz und Pfeffer kombinieren. Gut verrühren, bis alles vermischt ist und die Fisch Fillets darin einweichen lassen. In den

Kühlschrank stellen für 30 Minuten, damit der Fisch die Aromen aufnehmen kann.

Eine große Grillpfanne über mittlerer Hitze vorheizen. Die marinierten Fisch Fillets hinzufügen und für 4-5 Minuten auf jeder Seite grillen.

Auf eine Servierplatte geben und mit mehr Marinade beträufeln.

Nährwert Information pro Portion: Kcal: 407, Eiweiß: 40.7g, Kohlenhydrate: 9.6g, Fett: 22.3g

50.   Artischocken rote Beete Smoothie

Zutaten:

1 mittelgroße Artischocke, gehackt

1 cup rote Beete, getrimmt und gehackt

1 cup griechischer Joghurt

½ tsp Kurkuma, gemahlen

 1 große Gurke

Vorbereitung:

Die Artischocken trimmen und in mundgerechte Stücke schneiden. Den Messbecher füllen und den Rest im Kühlschrank reservieren. Beiseite stellen.

Die rote Beete abwaschen und den grünen Teil abtrimmen. In mundgerechte Stücke schneiden und beiseite stellen.

Die Gurke waschen und in dicke Scheiben schneiden. Beiseite stellen.

Die Artischocke mit der rote Beete, Joghurt, Kurkuma und Gurke in einen Mixer geben. Gut mixen bis sich alles verbunden hat und in ein Servierglas geben.

Für 20 Minuten in den Kühlschrank stellen vor der Servieren.

Nährwert Information pro Portion: Kcal: 93, Eiweiß: 8.6g, Kohlenhydrate: 13g, Fett: 1.5g

51. Apfel Kokosnuss Haferbrei

Zutaten:

1 cup Haferflocken

1 kleine Honig Crisp Apfel, corote und grated

2 tbsp Honig

1 cup Kokosnussmilch

1 tbsp ofrische Minze, fein gehackt

Vorbereitung:

Die Haferflocken und die Kokosnussmilch in einem massiven Topf über niedriger Temperatur geben. Für 2 Minuten kochen oder bis es komplett erwärmt ist. Nicht kochen lassen.

Von der Hitze nehmen und den geriebenen Apfel und Honig unterrühren. Mit etwas frischer Minze bestreuen und beiseite stellen, damit es vor dem Servieren abkühlen kann.

Guten Appetit!

Nährwert Information pro Portion: Kcal: 554, Eiweiß: 8.6g, Kohlenhydrate: 67.3g, Fett: 31.5g

52.   Rosmarin Hackbällchen

Zutaten:

1 lb mageres Rind, gehackt

1 kleine Zwiebel, gehackt

1 tbsp frischer Rosmarin, fein gehackt

1 große Ei

2 tbsp Mehl

1 tbsp Olivenöl

½ tsp Salz

¼ tsp schwarzer Pfeffer, gemahlen

¼ tsp rote Pfefferflocken

Vorbereitung:

In einer großen Schüssel alle Zutaten kombiniere und mit den Händen vermischen, bis es gut vermengt ist.

Die Hackbällchen in der gewünschte Größe formen.

Öl in einer großen Pfanne über mittlerer Hitze vorheizen. Die Hackbällchen hinzufügen und für ungefähr 10

Minuten braten, gelegentlich wenden. Von der Hitze nehmen, wenn sie goldbraun sind.

Mit saurer Sahne, Joghurt oder frischem Salat servieren.

Guten Appetit!

Nährwert Information pro Portion: Kcal: 378, Eiweiß: 48.9g, Kohlenhydrate: 7.2g, Fett: 16g

53. Mariniertes Huhn mit Senf

Zutaten:

2 lbs Hühnerbrüste, haut- und knochenfrei

1 cup Olivenöl

2 tbsp Apfelessig

2 Knoblauchzehen, zerdrückt

2 tbsp Dijon Senf

2 tbsp frische Petersilie, fein gehackt

1 tsp Salz

¼ tsp schwarzer Pfeffer, frisch gemahlen

Vorbereitung:

Das Fleisch unter kaltem laufendem Wasser abwaschen und mit Küchenpapier trocken tupfen. Vorsichtig mit Salz und Pfeffer einreiben und auf einem Schneidebrett legen. In mundgerecht Stücke schneiden und beiseite stellen.

In einer große Schüssel das Olivenöl mit Essig, Knoblauch, Senf und Petersilie kombinieren. Gut verrühren, bis sich alles verbunden hat. Die Fleischstücke in dieser Marinade für mindestens 2 Stunden einziehen lassen.

Ein Esslöffel der Marinade in eine große Soßenpfanne geben. Über mittlerer Hitze erwärmen. Die Fleisch Stücke hinzufügen und für 8-10 Minuten kochen oder bis sie goldbraun und knusprig sind. Mehr Marinade während des Kochens hinzufügen, damit das Fleisch saftiger wird.

Von der Hitze nehmen und warm servieren.

Nährwert Information pro Portion: Kcal: 449, Eiweiß: 52.9g, Kohlenhydrate: 1g, Fett: 24.9g

WEITERE WERKE DES AUTORS

70 Effiektiv Rezepte um Übergewicht zu bekämpfen oder zu vermeiden: Verbrenn Fett schnell durch die richtige Diät und schlaue Ernährung

Von

Joe Correa CSN

48 Akne lösende Rezepte: Der schnelle und natürliche Weg um deine Akne Probleme in weniger als 10 Tagen zu lösen!

Von

Joe Correa CSN

41 Alzheimer vorbeugende Rezepte: Reduzieren oder bekämpfen Sie ihr Zustand in 30 Tagen oder weniger!

Von

Joe Correa CSN

70 Effektive Brustkrebs Rezepte: Beuge vor oder bekämpfe Brustkrebs mit schlauer Ernährung und starkem Essen

Von

Joe Correa CSN

www.ingramcontent.com/pod-product-compliance
Lightning Source LLC
Chambersburg PA
CBHW051028030426
42336CB00015B/2771